I0407499

53 Ricette Come Soluzione Alla Stanchezza E Alla Mancanza Di Energia:

Utilizza Tutti Gli Alimenti Naturali Per Dare Alla Tua Giornata La Spinta Di Cui Ha Bisogno

Di

Joe Correa CSN

DIRITTI D'AUTORE

Questa pubblicazione è stata progettata per fornire le informazioni accurate e autorevoli per quanto riguarda l'argomento trattato. Il libro è venduto con la consapevolezza che né l'autore né l'editore si prestano a fornire qualsiasi consulenza medica. Se è necessaria una consulenza medica o l'assistenza, interpellare un medico. Questo libro è da considerare solo come un manuale e non deve essere usato in alcun modo che può risultare dannoso per la salute. Consultare un medico prima di iniziare questo programma nutrizionale per assicurarsi che sia giusto per voi.

RINGRAZIAMENTI

Questo libro è dedicato a miei parenti ed amici che hanno avuto le malattie lievi o gravi, cosi che anche voi potete trovare un modo e una soluzione per fare dei cambiamenti necessari nella vostra vita.

53 Ricette Come Soluzione Alla Stanchezza E Alla Mancanza Di Energia:

Utilizza Tutti Gli Alimenti Naturali Per Dare Alla Tua Giornata La Spinta Di Cui Ha Bisogno

Di

Joe Correa CSN

CONTENUTO

Diritti d'autore

Ringraziamenti

Autore

Introduzione

53 Ricette Come Soluzione Alla Stanchezza E Alla Mancanza Di Energia: Utilizza Tutti Gli Alimenti Naturali Per Dare Alla Tua Giornata La Spinta Di Cui Ha Bisogno

Altri titoli di questo autore

AUTORE

Dopo anni di ricerca, sinceramente credo negli effetti positivi che una corretta alimentazione può avere sul corpo e sulla mente. Nel corso degli anni le mie competenze ed esperienze mi hanno aiutato a vivere nel modo sano, che ho condiviso anche con la famiglia e gli amici. Quanto più sapete sul mangiare e bere sano, tanto prima vorrete cambiare le vostre abitudini alimentari e stile di vita.

La nutrizione è la parte essenziale del vivere più a lungo ed essere più sani, per questo cominciate da subito. Il primo passo è anche quello più importante e significativo.

INTRODUZIONE

53 Ricette Come Soluzione Alla Stanchezza E Alla Mancanza Di Energia: Utilizza Tutti Gli Alimenti Naturali Per Dare Alla Tua Giornata La Spinta Di Cui Ha Bisogno

Di Joe Correa CSN

Il cibo è la vita, la nostra principale fonte di energia, e la nostra forza trascinante. Non è necessario essere un esperto per capire che abbiamo bisogno di mangiare per sopravvivere. I nutrienti che consumiamo forniscono nostro corpo con l'energia e ci danno la forza per svolgere le attività quotidiane.

Tuttavia, cattive abitudini alimentari, cattiva alimentazione e la mancanza di nutrienti può causare una mancanza di energia e stanchezza. Queste condizioni influiscono non solo sul nostro benessere fisico, ma sono anche legate a tanti stati emotivi diversi, che possono portare ad un indebolimento del sistema immunitario. Di conseguenza, stiamo aprendo la porta a tante malattie acute e croniche, diverse condizioni mediche ed infezioni. Senza alcun dubbio, posso dire che il nostro modo di mangiare si ripercuote su tutta la nostra vita.

Basandosi sulla mia esperienza personale e delle ricerche approfondite, ho creato una collezione di ricette che incrementeranno le proteine nella vostra alimentazione, perfette per dare l'energia fisica in generale, ma c'è anche un alto contenuto di vitamine e minerali per un giorno pieno di nutrienti, che vi aiuterà a sentirvi pieni di energia anche con un'agenda giornaliera piena.

Le ricette che troverete in questo libro si basano sulla frutta fresca e verdure, le carni magre, i legumi, noci e semi. Allo stesso tempo, ho voluto mantenere le ricette semplici, senza complicate procedure di preparazione.

Ricordate che la vostra salute generale è un riflesso di alimenti che mangiate. Alimentazione ci definisce in tutti i modi possibili e l'energia che otteniamo da essa ci guida verso una migliore salute, la felicità ed il successo. Una dieta adeguata in combinazione con una regolare attività fisica, evitando l'alcol e le sigarette sono gli unici veri modi per risolvere gli effetti collaterali indesiderati provocati da cattive abitudini alimentari, come la mancanza generale di energia e la fatica.

Preparare queste ricette ogni giorno e godete consumando ogni boccone.

53 RICETTE COME SOLUZIONE ALLA STANCHEZZA E ALLA MANCANZA DI ENERGIA: UTILIZZA TUTTI GLI ALIMENTI NATURALI PER DARE ALLA TUA GIORNATA LA SPINTA DI CUI HA BISOGNO

1. Farina d'Avena con i Datteri Medjool

Ingredienti:

1 tazza di fiocchi d'avena

½ tazza di datteri Medjool

1 cucchiaio di noci tritate grossolanamente

1 cucchiaio di anacardi tritati grossolanamente

1 tazza di latte scremato

1 cucchiaio di miele

Preparazione:

Mescolate fiocchi d'avena e latte in una pentola profonda riscaldano la miscela ad un fuoco medio-alto. Portate ad ebollizione e poi abbassate il fuoco al minimo. Cuocere per altri 2 minuti e togliere dal fuoco. Mettere da parte e lascar raffreddare completamente.

Incorporare i datteri e il miele e cospargere con le noci e anacardi. Servite subito.

Informazioni nutrizionali per porzione: Kcal: 406, Proteine: 12.1g, Carboidrati: 77.5g, Grassi: 7.1g

2.   Spezzatino di Vitello e Fagioli

Ingredienti:

450g di vitello, parte magra, tagliata a bocconcini

450g di fagioli

1 tazza di pomodori, tagliuzzati

1 grossa patata, pelata e tagliata a cubetti

1 grande peperone giallo, tagliuzzato

1 piccola cipolla, tritata finemente

2 spicchi aglio, schiacciati

3 cucchiai di olio d'oliva

1 cucchiaino di timo secco e macinato

4 tazze di brodo di pollo

½ cucchiaino di sale rosa dell'Himalaya

½ cucchiaino di pepe nero macinato

Preparazione:

Lavare la carne sotto acqua fredda e asciugate con la carta da cucina. Tagliare a bocconcini e mettere da parte.

Scaldare olio in una pentola dal fondo pesante sul fuoco medio-alto. Aggiungere l'aglio e la cipolla e cuocere per circa 3 minuti, o finché il soffritto non diventi leggermente traslucido. Aggiungete la carne e cuocere per altri 10 minuti, o fino alla leggere doratura della carne. Ridurre la fiamma e versare 1 tazza di brodo. Mescolare di tanto in tanto.

Lavare e preparare le verdure. Aggiungere patate, pomodori, e peperone. Cuocere per 10 minuti e poi la stagione con timo, sale e pepe. Aggiungere il brodo rimanente e mescolate bene. Cuocere per 30 minuti.

Togliere dal fuoco e servire caldo.

Informazioni nutrizionali per porzione: Kcal: 322, Proteine: 24.4g, Carboidrati: 37.2g, Grassi: 8,8 g

3.   Asparagi in Salsa Olandese

Ingredienti:

900g di asparagi selvatici, tagliati e tritati

2 grandi cipolle, affettate

2 tuorli d'uovo abbastanza grandi, sbattuti

2 cucchiai di burro fuso

4 spicchi d'aglio schiacciati

3 cucchiai di olio d'oliva

2 cucchiai di succo di limone, appena spremuto

½ cucchiaino di sale

¼ cucchiaino di pepe nero

Preparazione:

Lavate gli asparagi sotto acqua corrente fredda e tagliare le estremità legnose. Tagliare a pezzi di piccole dimensioni, come bocconcini e mettere da parte.

In una ciotola di medie dimensioni, unire il burro fuso, i tuorli d'uovo, il succo di limone, sale e pepe. Mescolare bene per incorporare e mettere da parte.

Scaldare l'olio in una casseruola a temperatura medio-alta. Aggiungere le cipolle e l'aglio e mettere a cuocere per 3-4 minuti, o fino a quando non diventi traslucido il soffritto. Aggiungere gli asparagi e mescolare tutto bene. Aggiungere circa 4 cucchiai d'acqua e cuocere per 6-8 minuti, o fino a quando gli asparagi sono ben ammorbiditi. Togliere dal fuoco e trasferire nei piatti. Mettere da parte la padella.

Versare il sugo nella padella e cuocere per circa 2 minuti a temperatura bassa, mescolando costantemente.

Bagnate gli asparagi con la salsa e godete del vostro squisito pasto!

Informazioni nutrizionali per porzione: Kcal: 143, Proteine: 4.3g, Carboidrati: 9.9g, Grassi: 10.8g

4.   Banana Smoothie con le Noci

Ingredienti:

1 cucchiaio di mandorle

1 cucchiaio di noci

1 cucchiaio di anacardi

1 grande tuorlo d'uovo

1 banana grande, tagliate

1 tazza di yogurt alle mandorle

1 cucchiaino di vanillina

1 cucchiaio di miele

Preparazione:

Unire tutti gli ingredienti in un frullatore e frullate fino ad ottenere una crema piacevolmente liscia. Trasferire in un bicchiere e conservare nel frigorifero per circa 20 minuti prima di servire.

Godete del vostro smoothie!

Informazioni nutrizionali per porzione: Kcal: 214, Proteine: 11.2g, Carboidrati: 33.8g, Grassi: 9.7g

5.   Insalata di Avocado e Ananas

Ingredienti:

1 tazza avocado tagliato a pezzi

1 tazza di ananas tagliato a pezzi

1 tazza di cocomero

1 tazza di panna acida

1 tazza di spinaci tritati

1 cucchiaio di miele

1 cucchiaino di vanillina

1 cucchiaio di semi di lino

Preparazione:

In una ciotola media, unire la panna acida, il miele, l'estratto di vaniglia e semi di lino. Mescolare bene per unire e mettere da parte.

Lavare e preparare le verdure.

Sbucciare l'avocado e ananas e tagliare a metà. Rimuovere il nocciolo dal avocado e tagliare in piccoli pezzi insieme con l'ananas. Mettere in una grande ciotola per insalata e mettere da parte.

Tagliare una grande fetta di cocomero e sbucciarla. Tagliare a pezzi di piccole dimensioni ed eliminare i semi. Aggiungere alla ciotola con altri frutti e mettere da parte.

Lavare gli spinaci accuratamente sotto acqua corrente fredda e tritare le foglie. Aggiungere alla ciotola con altri frutti.

Ora, versare il composto di panna acida sulla frutta e verdura e mescolare bene per ricoprire tutti gli ingredienti.

Mettete nel frigorifero per 15 minuti prima di servire.

Informazioni nutrizionali per porzione: Kcal: 346, Proteine: 4.7g, Carboidrati: 25.5g, Grassi: 26.5g

6.   Costolette d'Agnello Succose

Ingredienti:

450g di costolette

2 medie peperoni rossi, tritati

1 piccola cipolla, affettata

1 tazza di patate dolci, tagliata a cubetti

4 spicchi di aglio, tritati

1 cucchiaino di sale

1 cucchiaino di timo essiccato, macinato

1 cucchiaino di peperoncino di Caienna, macinato

3 tazze di brodo di ossa

2 cucchiai di olio

1 cucchiaio di burro fuso

Preparazione:

Preriscaldare il forno a 165° C.

Lavare la carne sotto acqua corrente fredda e asciugatela con la carta da cucina. Strofinare la carne con un po' di sale e mettere da parte.

Scaldare l'olio in una padella antiaderente ad una temperatura medio-alta. Aggiungere le costolette e cuocere per 5 minuti su ogni lato, o fino alla leggera doratura della carne. Togliere dal fuoco e mettere da parte.

Sciogliere il burro in un forno a microonde e spennellatelo sulla teglia da forno grande. Mettere la carne in mezzo e coprire con le verdure. Versare il brodo vegetale e condire con il timo, peperoncino di cayenna, aglio, sale e pepe.

Mettere nel forno e cuocere per 1 ora, o fino a quando le verdure sono tenere. Togliere dal forno e servire caldo.

Informazioni nutrizionali per porzione: Kcal: 268, Proteine: 24.8g, Carboidrati: 12.5g, Grassi: 12.9g

7.   Zuppa di Cipolle e Spinaci

Ingredienti:

450g di spinaci tritati

4 spicchi aglio, schiacciati

3 tazze di brodo vegetale

1 piccola cipolla, tritata

1 tazza di panna acida

2 cucchiai di burro

½ cucchiaino di sale

¼ cucchiaino di pepe nero macinato

Preparazione:

Lavare gli spinaci accuratamente sotto l'acqua fredda. Tritare in piccoli pezzi le foglie e mettere da parte.

Fate sciogliere il burro in una pentola dal fondo pesante sulla temperatura medio-alta. Aggiungere la cipolla e l'aglio e soffriggere fino a che non diventino traslucide. Versare il brodo vegetale e aggiungere gli spinaci. Condire con il sale e pepe, e portare ad ebollizione. Ridurre il fuoco al minimo e far cuocere per altri 15 minuti.

Incorporare la panna acida e cuocere fino a quando non sia tutto riscaldato fino in fondo. Togliere dal fuoco e servire caldo.

Informazioni nutrizionali per porzione: Kcal: 160, Proteine: 6.1g, Carboidrati: 6,6 g, Grassi: 12.9g

8. Paté di Tacchino allo Zafferano

Ingredienti:

900g di petto di tacchino, senza pelle e senza osso

1 tazza di brodo di pollo

¼ di cucchiaino di zafferano

1 cucchiaino di sale

1 cucchiaio di senape di Dijone

2 cucchiai di olio d'oliva

Preparazione:

Lavare il petto di tacchino sotto l'acqua corrente fredda e asciugare con la carta da cucina. Tagliare a pezzi, di dimensioni di bocconcini e mettere da parte.

Scaldare l'olio in una padella antiaderente a temperatura medio-alta. Aggiungere la carne e cospargere con un po' di sale. Cuocere per 5 minuti, mescolando ogni tanto.

Aggiungere il brodo di pollo e mescolare con la senape e lo zafferano. Portare ad ebollizione e poi abbassate il fuoco al minimo. Cuocere per 3 minuti e togliere dal fuoco. Mettere da parte a raffreddare completamente.

Trasferire tutto in un robot da cucina e frullate fino ad ottenere un liscio purè. Servire con le fette di pane integrale.

Informazioni nutrizionali per porzione: Kcal: 268, Proteine: 24.8g, Carboidrati: 12.5g, Grassi: 12.9g

9.   Quinoa con le Verdure

Ingredienti:

2 tazze di quinoa, precotta

1 grande peperone rosso, tritato

2 grandi carote, affettate

2 cucchiai di prezzemolo fresco tritato finemente

1 cucchiaino di sale

1 tazza di patate dolci, tagliata a cubetti

1 grande pomodoro tagliato a dadini

3 cucchiai di olio d'oliva

1 cucchiaino di peperoncino di Caienna, macinato

1 tazza di brodo di pollo

Preparazione:

Mettere la quinoa in una pentola profonda e aggiungere 4 tazze d'acqua. Portare ad ebollizione e poi abbassare il fuoco al minimo. Cuocere per 15 minuti, mescolando ogni tanto. Togliere dal fuoco e mettere da parte.

Scaldare l'olio in una padella antiaderente a temperatura medio-alta. Aggiungere le carote e patate e spolverare con un pizzico di sale. Cuocere per circa 5 minuti e poi aggiungere il brodo di pollo. Portare ad ebollizione e unire il pomodoro. Cuocere per 1 minuto e poi aggiungere anche la quinoa. Cospargere con il prezzemolo, il peperoncino di cayenna e poco sale. Mescolare bene e cuocere per altri 5 minuti. Se vi piace più succoso il piatto, aggiungete ½ tazza di brodo e cuocere per altri 5 minuti in più.

Togliere dal fuoco e servire caldo.

Gustate!

Informazioni nutrizionali per porzione: Kcal: 393, Proteine: 11.9g, Carboidrati: 58.5g, Grassi: 13g

10.   Omelette Cremosa di Salmone

Ingredienti:

450g di filetti di salmone, tagliato a bocconcini

4 grandi uova, sbattute

1 grossa cipolla, tritata

2 cucchiai di olio d'oliva

1 cucchiaino di rosmarino fresco tritato finemente

½ tazza di yogurt greco

1 spicchio di aglio, schiacciato

1 cucchiaino di aceto di mele

2 cucchiai di prezzemolo fresco tritato finemente

1 cucchiaino di sale marino

Preparazione:

Lavare i filetti di salmone sotto l'acqua corrente fredda ed asciugare con la carta da cucina. Tagliare a pezzi di grandezza di un bocconcino. Cospargere di sale e mettere da parte.

In una ciotola di medie dimensioni, unire lo yogurt, l'aglio, l'aceto e prezzemolo. Mescolare bene per incorporare e mettere da parte.

Scaldare l'olio in una padella larga su una temperatura medio-alta. Aggiungere le cipolle e soffriggere per circa 3-4 minuti, o finché non diventano traslucide. Aggiungere la carne e cuocere per 3 minuti, mescolando ogni tanto. Ora, versare le uova sbattute e cuocere per 4 minuti o fino a quando le uova sono cotte per bene. Togliere dal fuoco.

Mettere il mix di panna acida su una delle metà dell'omelette e piegare. Servite subito.

Informazioni nutrizionali per porzione: Kcal: 323, Proteine: 31.9g, Carboidrati: 5,7 g, Grassi: 19.7g

11. Riso Basmati con Pollo

Ingredienti:

450g di filetti di pollo, tagliato a bocconcini

1 tazza di riso basmati, cotto

1 grande peperone rosso, tritato

1 cucchiaino di curcuma, in polvere

1 cucchiaino di sale

1 cucchiaio di prezzemolo fresco tritato finemente

¼ cucchiaino di pepe nero macinato

1 ½ tazza di brodo di pollo

2 cucchiai di olio d'oliva

Preparazione:

Lavare la carne sotto l'acqua fredda e asciugate con la carta da cucina. Tagliare a pezzi di grandezza di un bocconcino e mettete da parte.

Mettere il riso in una pentola profonda e aggiungere 3 tazze di acqua. Portare ad ebollizione e poi abbassate il fuoco al minimo. Cuocere per circa 15 minuti e togliere dal fuoco.

Scaldate l'olio in una padella ad una temperatura medio-alta. Aggiungere i filetti di pollo e cuocere per 3 minuti, mescolando ogni tanto. Aggiungere il peperone e versare il brodo. Cospargere con il prezzemolo e pepe. Mescolare bene e portare ad ebollizione.

Rimescolare il riso e ridurre il fuoco al minimo. Cospargere con la curcuma e dare una buona rigirata finale. Cuocere per 1 o 2 minuti in più e togliere dal fuoco.

Servire caldo.

Informazioni nutrizionali per porzione: Kcal: 377, Proteine: 30.6g, Carboidrati: 32.1g, Grassi: 13.1g

12.   Smoothie di Arance e Zenzero

Ingredienti:

2 grandi arance sbucciate e pulite a spicchi

1 grande mela verde, tolto il torsolo e tritate

2 grandi pesche, denocciolate e tritate

½ tazza di latte scremato

1 cucchiaio di miele

¼ di cucchiaino di zenzero, macinato

Preparazione:

Lavare la mela e rimuovere il torsolo. Tagliare a pezzi di dimensioni di un bocconcino e mettere da parte.

Lavare le pesche e tagliare a metà. Rimuovere il nocciolo e tritarle.

Sbucciare le arance e dividerle a spicchi. Mettere da parte.

Ora, unire le arance, le pesche, le mele, il latte, miele e zenzero in un robot da cucina. Frullare fino a che non diventi molto liscio e cremoso il frullato. Trasferire nei bicchieri e aggiungere un poco di ghiaccio prima di servire.

Gustate il vostro Smoothie!

Informazioni nutrizionali per porzione: Kcal: 129, Proteine: 2.7g, Carboidrati: 31.4g, Grassi: 0,4 g

13.   Zuppa di Peperoni

Ingredienti:

1 grande peperone rosso

1 grande peperone giallo

1 grande peperone verde

2 tazze di brodo vegetale

1 tazza di pomodori, tagliati a dadini

1 carota grande, tritata

1 tazza di broccoli, tritati

1 cucchiaino di sale

¼ cucchiaino di pepe nero macinato

4 cucchiai di salsa di pomodoro

Preparazione:

Lavare i peperoni e tagliarli a metà. Togliere i semi e tagliarli a fettine. Lavare i broccoli e tagliarli in piccoli pezzi. Lavare la carota e tagliarla a fettine sottili.

Ora, unire tutte le verdure in una pentola dal fondo pesante. Condire con il sale e pepe e versare il brodo vegetale. Portare ad ebollizione e poi abbassare il fuoco al minimo. Incorporare la salsa di pomodoro e far cuocere per 30 minuti.

Togliere dal fuoco e servire caldo.

Informazioni nutrizionali per porzione: Kcal: 75, Proteine: 4.7g, Carboidrati: 13.1g, Grassi: 1.1g

14. Ziti in Salsa Vellutata

Ingredienti:

450g di pasta ziti

1 grande uovo, sbattuto

1 piccola cipolla, tritata

2 spicchi aglio, schiacciati

1 cucchiaio di succo di limone

2 cucchiai di prezzemolo fresco tritato finemente

1 tazza di panna acida

1 tazza di formaggio Cheddar, tagliuzzato

Preparazione:

Preriscaldare il forno a 175 ° C.

Cuocere la pasta seguendo le istruzioni sul pacchetto. Scolare bene e mettere da parte.

In una ciotola media, unire l'uovo, la cipolla, l'aglio, il succo di limone, prezzemolo, panna acida, formaggio, e sale. Con una frusta elettrica da cucina mescolare tutto, o potete usare anche una frusta a mano. Mescolare finché sia tutto ben incorporato.

Ungere una teglia di medie dimensioni con un poco di olio e diffondere la pasta in modo uniforme sul fondo. Versare sopra la crema di panna acida e mettere nel forno.

Cuocere per circa 15 minuti, o fino a quando il formaggio comincia a fare delle bollicine. Togliere dal forno e lasciare raffreddare per un po' prima di tagliare e servire.

Informazioni nutrizionali per porzione: Kcal: 592, Proteine: 23.6g, Carboidrati: 67.3g, Grassi: 25.3g

15.   Crespelle ai Fichi

Ingredienti:

1 tazza di farina 00

2 uova grandi

1 cucchiaio di miele liquido

1 cucchiaino di lievito in polvere

1 tazza di latte scremato

½ tazza di fichi freschi

½ tazza di panna acida

2 cucchiai di olio

Preparazione:

Unire la farina e lievito in una ciotola media. Mescolare una volta e mettere da parte.

In una ciotola a parte, sbattere le uova, il miele e latte. Aggiungere a questa miscela la farina ed incorporare bene con una frusta elettrica o a mano. Frullare fino ad ottenere una bella pastella.

Ora, ungere una padella per le crespelle con poco olio. Fate scaldare bene a temperature medio-alta. Versare circa 1-2 cucchiai di miscela del pancake nella padella.

Cuocere per circa 1 minuto su ogni lato, o fino a quando la crespella diventi leggermente dorata. Trasferire in un piatto e ripetere il processo con l'impasto rimanente.

Unire i fichi, il miele e la panna acida in un robot da cucina. Frullare fino ad ottenere una crema piacevolmente liscia e trasferire in una ciotola di medie dimensioni.

Distribuire il composto fichi sulla crespella e rotolare. Servite subito.

Informazioni nutrizionali per porzione: Kcal: 373, Proteine: 10.1g, Carboidrati: 49.1g, Grassi: 15.9g

16.   Stufato di Patate e Fagioli Neri

Ingredienti:

1 tazza di fagioli neri, lasciati a mollo durante la notte

1 tazza di pomodori, tagliati a dadini

1 tazza di patate dolci, tagliate a cubetti

3 spicchi d'aglio

¼ tazza di sedano tritato

2 piccole cipolle rosse, tagliate a dadini

1 cucchiaino di sale

¼ di cucchiaino di peperoncino

3 tazze di brodo di pollo

Preparazione:

Mettere a bagno i fagioli per una notte. Scolare e sciacquare bene. Mettere i fagioli in una pentola di acqua bollente e cuocere per 10 minuti. Togliere dal fuoco e scollare. Mettere da parte.

In una pentola dal fondo pesante, scaldare l'olio ad una temperatura medio-alta. Aggiungere l'aglio e le cipolle e soffriggere per 5 minuti. Aggiungere i fagioli, i pomodori, le patate dolci, sedano e brodo. Cospargere di sale e pepe e mescolare bene. Ridurre il fuoco al minimo e coprite con un coperchio. Cuocere per 20 minuti, o fino a quando le patate sono teneri. Togliere dal fuoco e servire caldo

Informazioni nutrizionali per porzione: Kcal: 177, Proteine: 10,4g, Carboidrati: 31.6g, Grassi: 1.3g

17.   Orata sulla Griglia con dei Peperoni

Ingredienti:

900g di filetti di orata

1 cucchiaio di rosmarino fresco, tritato grossolanamente

1 tazza di olio extravergine di oliva

1 cucchiaino di sale marino

½ cucchiaino di pepe nero, macinato al momento

2 spicchi aglio, schiacciati

2 grandi peperoni rossi, tolti i semi e tagliati a metà

Preparazione:

Lavare i filetti di pesce sotto acqua corrente fredda e asciugare con la carta da cucina. Mettere da parte.

In una grande ciotola, unire il rosmarino, l'olio, il sale, pepe e aglio. Mescolare finché non sia tutto ben incorporato. Immergere il pesce e peperoni in questa marinata e conservare nel frigorifero per almeno 30 minuti.

Preriscaldare il grill ad una temperatura medio-alta. Leggermente scollare i filetti dalla marinata e posizionarli sulla griglia. Cuocere per 3-5 minuti a lato, o fino al punto di cottura desiderato.

Mettere i peperoni sulla griglia e cuocere per 2 minuti su ogni lato. Spennellare i filetti e peperoni con la marinata di tanto in tanto durante la cottura.

Servire il pesce e peperoni con le patate dolci bollite o la panna acida. Tuttavia, questo è facoltativo.

Informazioni nutrizionali per porzione: Kcal: 436, Proteine: 48.9g, Carboidrati: 4.6g, Grassi: 24g

18.   Fiocchi d'Avena e Pesche

Ingredienti:

1 tazza di fiocchi d'avena

1 tazza di latte

1 grande pesca, snocciolata e tritata

1 cucchiaio di mandorle, tritate grossolanamente

1 cucchiaino di vanillina

1 cucchiaio di sciroppo di agave

Preparazione:

Lavare la pesca e tagliarla a metà. Rimuovere il nocciolo e tagliare a bocconcini. Mettere da parte.

Unire il latte e l'avena in una pentola profonda, cuocendo ad una temperatura medio-alta. Portare ad ebollizione e poi abbassare il fuoco al minimo. Cuocere per 5 minuti e poi togliere dal fuoco. Mettere da parte a raffreddare completamente.

Incorporate la pesca, l'estratto di vaniglia e sciroppo di agave. Cospargere con le mandorle e servire subito.

Informazioni nutrizionali per porzione: Kcal: 301, Proteine: 10,7 g, Carboidrati: 50g, Grassi: 6,9 g

19.   Risotto all'Avocado

Ingredienti:

1 avocado di medie dimensioni, sbucciato, tolto il nocciolo e tagliato a bocconcini

1 tazza di riso integrale, cotto

1 piccola cipolla, tritata

1 cucchiaio di olio d'oliva

4 cucchiai di brodo di pollo

¼ di cucchiaino di sale

¼ di cucchiaino di peperoncino

¼ cucchiaino di misto di spezie per condimento all'Italiana

Preparazione:

Sbucciare l'avocado e tagliato a metà. Rimuovere il nocciolo e tagliare a bocconcini. Mettere da parte.

Versare circa 3 tazze di acqua in una pentola dal fondo pesante e aggiungere sale. Portare ad ebollizione e poi aggiungere il riso. Ridurre il calore al minimo e cuocere per circa 15 minuti, mescolando ogni tanto. Togliere dal fuoco e mettere da parte a raffreddare completamente.

In una grande casseruola, riscaldare l'olio ad una temperatura medio-alta. Aggiungere la cipolla e soffriggere per circa 3 minuti. Aggiungere avocado e ridurre la fiamma al minimo. Versare il brodo e cuocere per 5 minuti. Togliere dal fuoco e mettere da parte.

In una grande ciotola, unire il riso con l'avocado e soffritto misto con le cipolle. Cospargere con pepe rosso e il misto di spezie all'italiana. Mescolare bene e servire.

Informazioni nutrizionali per porzione: Kcal: 419, Proteine: 6.7g, Carboidrati: 56.3g, Grassi: 19.6g

20.   Polpette di Vitello Vellutato

Ingredienti:

450g di vitello macinato

½ tazza di formaggio Gouda, tagliuzzato

2 uova grandi

3 cucchiai di farina per tutti gli usi

3 spicchi aglio, schiacciati

1 cucchiaio di rosmarino tritato

½ cucchiaino di sale

½ cucchiaino di pepe nero macinato

1 tazza di panna acida

1 cucchiaio di prezzemolo fresco tritato finemente

1 tazza di brodo di pollo

Preparazione:

Unire la carne, il formaggio, le uova, la farina, aglio, rosmarino, sale e pepe in una ciotola capiente. Mescolare finché non sia tutto ben incorporato.

Unire la panna acida e prezzemolo in una piccola ciotola. Mescolare bene e mettere da parte.

Ungere una grande pentola dal fondo pesante con qualche goccia d'olio. Mettere le polpette e friggere per 5 minuti. Aggiungere il brodo di pollo e portate ad ebollizione. Cuocere per 4 minuti, girando di tanto in tanto. Togliere dal fuoco e versare in un piatto di portata.

Versare la panna acida sopra le polpette e servite.

Gustate il vostro piatto!

Informazioni nutrizionali per porzione: Kcal: 370, Proteine: 31.7g, Carboidrati: 7,4 g, Grassi: 23.3g

21.   Uova Strapazzate con le Melanzane

Ingredienti:

5 uova di grandi dimensioni

½ tazza di melanzane, tagliuzzate

1 piccola cipolla, tritata

¼ cucchiaino di pepe nero

1 cucchiaio di prezzemolo fresco tritato finemente

1 cucchiaino di sale

1 cucchiaio di olio d'oliva

Preparazione:

Lavare e sbucciare le melanzane. Tagliare a pezzi di grandezza di bocconcini e riempire il misurino. Cospargere e coprire bene con il sale. Ciò ridurrà l'amarezza delle melanzane. Mettete nel frigorifero.

Preriscaldare l'olio in una grande casseruola ad una temperatura di medie dimensioni. Aggiungere le melanzane e cuocere per circa 3-4 minuti. Ora, aggiungere la cipolla e cuocere finché le cipolle non diventino traslucide.

Sbattere le uova e aggiungere direttamente alle verdure. Mescolare con una spatola di legno e cospargere con il prezzemolo e pepe. Cucinare fino a quando le uova sono cotte del tutto e togliere dal fuoco.

Servite subito.

Informazioni nutrizionali per porzione: Kcal: 259, Proteine: 16,4 g, Carboidrati: 5,7 g, Grassi: 19.5g

22. Tacchino con i Pomodori Secchi

Ingredienti:

450g di petti di tacchino, tagliato a bocconcini

1 tazza di pomodori secchi

1 piccola cipolla, tritata finemente

2 spicchi d'aglio, tritati

2 tazze d'acqua

2 tazze di brodo di pollo

1 cucchiaino di sale

¼ cucchiaino di pepe nero, macinato al momento

½ cucchiaino di origano secco, macinato

1 cucchiaio di basilico fresco, tritato finemente

1 cucchiaio di olio d'oliva

Preparazione:

Lavare la carne sotto acqua corrente fredda e asciugatela con la carta da cucina. Tagliare a bocconcini e mettere da parte.

Scaldare l'olio in una pentola sul fuoco medio-alto. Aggiungere le cipolle e l'aglio e soffriggere per 4 minuti, o fino a quando diventino traslucidi.

Aggiungere la carne di tacchino e continuare a cuocere fino a quando non sia leggermente rosolato, mescolando di tanto in tanto.

Ora, versare l'acqua e brodo e condire con l'origano, basilico, sale e pepe. Ridurre il fuoco al minimo e fate cuocere per circa1 ora. Incorporate i pomodori e continuare la cottura per circa 8 ore in più a fuoco lento.

Togliere dal fuoco e servire caldo.

Informazioni nutrizionali per porzione: Kcal: 124, Proteine: 15g, Carboidrati: 6.2g, Grassi: 4.1g

23.   Zuppa Cremosa di Patate e Spinaci

Ingredienti:

450g di spinaci freschi, tritati

2 patate medie, tritate

3 cucchiai di prezzemolo fresco tritato

1 piccola cipolla, tritata finemente

2 cucchiai di olio d'oliva

2 cucchiai di farina 00

2 tazze di brodo di pollo

1 tazza di crema di formaggio

½ cucchiaino di peperoncino di Cayenna

1 cucchiaino di sale

¼ cucchiaino di pepe nero macinato

Preparazione:

Lavare e preparare le verdure.

Mettere gli spinaci in una pentola di acqua bollente e cuocere per 3 minuti, o finché sono teneri. Togliere dal fuoco e scollare. Mettere da parte.

Mettere le patate in una pentola d'acqua bollente e cospargere con un po' di sale. Portare ad ebollizione e cuocere per 10 minuti. Togliere dal fuoco e sciacquare. Mettere da parte.

Scaldare l'olio in una padella a temperatura medio-alta. Aggiungere la cipolla e soffriggere finché non diventi traslucida. Mescolare la farina, peperoncino di Cayenna e 1 cucchiaio d'acqua. Cuocere per 1 minuto, mescolando continuamente. Togliere dal fuoco.

In una pentola dal fondo pesante, versare il brodo di pollo e 1 tazza di acqua. Portare a ebollizione a temperatura medio-alta. Aggiungere gli spinaci e patate e cospargere con pepe. Cuocere per 10 minuti, e ridurre la fiamma al minimo. Cuocere per altri 5 minuti e poi aggiungete la panna acida e prezzemolo. Aggiungete un po' d'acqua per regolare la consistenza della zuppa.

Aggiungete la farina e cuocere per 1 minuto. Togliere dal fuoco e mettere da parte a raffreddare per un po' prima di servire.

Informazioni nutrizionali per porzione: Kcal: 231, Proteine: 7.2g, Carboidrati: 15.9g, Grassi: 16.3g

24.   Bistecche di Vitello con la Salsa ai Mirtilli Rossi

Ingredienti:

450g di bistecche di vitello

1 tazza di olio d'oliva

1 cucchiaino di timo secco, tritato

1 tazza di riso, precotto

½ tazza di mirtilli rossi

1 cucchiaio di succo di limone, spremuto fresco

1 cucchiaino di sale marino

1 piccola carota, grattugiata

1 tazza di brodo di carne

½ cucchiaino di pepe nero, macinato al fresco

1 cucchiaino di rosmarino fresco tritato finemente

Preparazione:

In una grande ciotola, unire l'olio, timo, rosmarino, sale e pepe. Mescolare fino a che non sia tutto ben incorporato e lascare le bistecche a riposare nel frigorifero per 30 minuti.

Unire il riso e le carote in una pentola dal fondo spesso. Aggiungere il brodo di manzo e 1 tazza d'acqua. Portare ad ebollizione e poi abbassate il fuoco al minimo. Aggiungere un pizzico di sale e cuocere per 15 minuti, mescolando di tanto in tanto. Togliere dal fuoco e mettere da parte.

Ora, preriscaldare il grill ad una temperatura medio-alta. Aggiungere bistecche e grigliare per circa 5 minuti a lato, o fino al grado di cottura desiderato. Generosamente cospargere le bistecche con la marinata, per ottenere una bistecca più succosa. Togliere dal fuoco e mettere da parte.

Unire i mirtilli rossi e succo di limone in una padella di medie dimensioni mettendo il fuoco medio-alta. Aggiungere ½ tazza di acqua e portare ad ebollizione. Ridurre il calore al minimo e mescolare occasionalmente finché la miscela si addensa. Togliere dal fuoco.

Servite le bistecche con il riso e versare sopra la salsa di mirtilli.

Godetevi il pranzo!

Informazioni nutrizionali per porzione: Kcal: 362, Proteine: 27.6g, Carboidrati: 32.2g, Grassi: 12.5g

25.   Smoothie di Spinaci e Banana

Ingredienti:

1 banana grande

1 tazza di spinaci, strapazzati

1 cucchiaio di miele

1 tazza di yogurt di mandorle

1 cucchiaio di noci Brasiliane, tritate finemente

Preparazione:

Lavare gli spinaci accuratamente sotto acqua fredda. Scolare e strapazzare le foglie con le mani. Mettere da parte.

Sbucciare la banana e tagliatela in piccoli pezzi. Mettere da parte.

Ora, unire gli spinaci, le banane, il miele e lo yogurt in un robot da cucina o un frullatore. Frullare fino a che il smoothie non diventi liscio e trasferire nei bicchieri.

Top con noci e conservare in frigorifero per 20 minuti prima di servire.

Informazioni nutrizionali per porzione: Kcal: 369, Proteine: 12.3g, Carboidrati: 36.8g, Grassi: 20.8g

26.   Filetti di Pollo nella Salsa Cayenne

Ingredienti:

450g di filetti di pollo, tagliato a bocconcini

1 tazza di broccoli, tritati

1 cucchiaio di burro

2 spicchi d'aglio, tritati

2 cucchiai di succo di limone, appena spremuto

2 cucchiai di olio d'oliva

1 cucchiaino di sale

¼ cucchiaino di pepe nero macinato

2 cucchiai di farina 00

1 cucchiaino di peperoncino di Cayenne

Preparazione:

Lavare la carne sotto acqua fredda e asciugatela con la carta da cucina. Accantonare.

Sciogliere il burro in una grande padella ad una temperatura medio-alta. Aggiungere i broccoli e cuocere per 5 minuti, mescolando ogni tanto. Togliere dal fuoco e mettere da parte.

Nel frattempo, in un pentolino, unire la farina, il peperoncino di Cayenna, sale, pepe, succo di limone e 2 cucchiai d'acqua. Mescolare bene e cuocere per 2 minuti a fuoco lento. Mettere da parte.

Ora, scaldare l'olio in una padella larga ad una temperatura medio-alta. Aggiungere l'aglio e soffriggere per circa 3-4 minuti, o fino a che non diventi traslucido. Aggiungere i filetti di pollo e cuocere per 5 minuti, mescolando ogni tanto. Incorporate i broccoli e versare sopra il composto di peperoncino di Cayenna. Mescolare bene e cuocere per 2 minuti, o finché non sia ben incorporato.

Togliere dal fuoco e impostare servire caldo.

Informazioni nutrizionali per porzione: Kcal: 438, Proteine: 45.5g, Carboidrati: 7,3 g, Grassi: 24.7g

27.   Biscotti Vanigliati con l'Uvetta

Ingredienti:

2 tazze di farina 00

1 cucchiaino di bicarbonato di sodio

½ cucchiaino di sale

2 cucchiai di miele

1 tazza di uvetta

1 cucchiaino di vanillina

2 uova grandi

1 tazza di burro, fuso

Preparazione:

Preriscaldare il forno a 190° C. Mettere un po' di carta da forno sulla teglia e mettere da parte.

In una grande ciotola, unire la farina, il bicarbonato di sodio il sale. Mescolare e mettere da parte.

In una ciotola a parte, montare le uova con il miele e burro. Ora, aggiungere a questa miscela quella di farina e inserire l'uvetta. Utilizzare un mixer a mano elettrico, o una frusta fino ad ottenere una bella pastella.

Forma i biscotti con le mani, di spessore di circa 2,5 cm. Mettere le palline cosi ottenute su un foglio di carta da forno e premere con il palmo delle mani per formare dischetti tondi.

Mettere nel forno e cuocere per circa 10-12 minuti, o finché diventino belli dorati e croccanti. Togliere dal fuoco e lasciar raffreddare completamente.

Servire freddo.

Informazioni nutrizionali per porzione: Kcal: 325, Proteine: 4,5 g, Carboidrati: 34.2g, Grassi: 19.7g

28. Fiocchi d'Avena e Zucchine

Ingredienti:

1 tazza di fiocchi d'avena

1 tazza di zucchine, pelate e tritate

2 tazze di latte scremato

2 cucchiai di mandorle, tritate grossolanamente

1 cucchiaio di miele

Preparazione:

Lavare le zucchine e togliere la buccia. Tagliare a bocconcini e metterle in una pentola d'acqua bollente. Cuocere per 5 minuti o finché diventano tenere. Togliere dal fuoco e scolare bene. Mettere da parte a raffreddare per un po'.

Unire i fiocchi d'avena e latte in una ciotola da forno a microonde. Scaldare per 3 minuti e poi togliere dal forno a microonde.

Incorporare le zucchine e miele con i fiocchi d'avena. Cospargere con le mandorle e servire subito.

Informazioni nutrizionali per porzione: Kcal: 214, Proteine: 10.2g, Carboidrati: 34.3g, Grassi: 10.2g

29.   Insalata di Peperoni e Pomodori Freschi

Ingredienti:

2 pomodori medi, tritati

1 grande peperone giallo, tritato

1 tazza di sedano, tritato

1 piccola cipolla rossa, affettata

1 piccolo cetriolo, tagliato a fette

2 cucchiai di prezzemolo fresco tritato finemente

3 cucchiai di olio extravergine d'oliva

1 cucchiaio di aceto balsamico

½ cucchiaino di sale rosa dell'Himalaya

¼ cucchiaino di pepe nero macinato

¼ di cucchiaino di peperoncino

Preparazione:

In una piccola ciotola, unire l'olio, prezzemolo, aceto, sale e pepe. Mescolare finché non sia ben incorporato tutto e mettere da parte.

Ora, unire i pomodori, il peperone, cetriolo, sedano e cipolla in una grande insalatiera. Spruzzare con il condimento precedentemente preparato e mescolate bene per ricoprire tutti gli ingredienti.

Mettere nel frigorifero per 10 minuti prima di servire.

Informazioni nutrizionali per porzione: Kcal: 135, Proteine: 1.8g, Carboidrati: 10g, Grassi: 10.9g

30. Bistecche d'Agnello Marinate e Grigliate

Ingredienti:

450g di bistecche d'agnello

1 cipolla di medie dimensioni

1 tazza di valeriana

2 spicchi aglio, schiacciati

2 cucchiai di succo di limone, appena spremuto

1 tazza di olio d'oliva

1 cucchiaino di timo secco, macinato

2 cucchiai di prezzemolo fresco tritato finemente

Preparazione:

Lavare la carne sotto acqua fredda e asciugatela con la carta da cucina. Mettere da parte.

In una grande ciotola, unire l'olio, aglio, limone, timo e prezzemolo. Mescolare bene e poi intingere la carne nel condimento. Mettete nel frigorifero per circa 30 minuti lasciando marinare per consentire ai sapori di penetrare nella carne.

Preriscaldare il grill ad una temperatura medio-alta. Dalle bistecche di agnello far sgocciolare la marinata e metterle sulla griglia. Grigliare per 5-8 minuti a lato, o finché non si raggiunge il grado di cottura desiderato. Spennellare la carne con la marinata, di tanto in tanto.

Servite le bistecche con valeriana.

Informazioni nutrizionali per porzione: Kcal: 386, Proteine: 43.3g, Carboidrati: 5,2 g, Grassi: 20.6g

31.   Paté di Cipolle e Tonno

Ingredienti:

450g di filetti di tonno

1 grossa cipolla rossa, affettata

1 cucchiaino di peperoncino di Cayenna, macinato

3 cucchiai di olio extravergine d'oliva

¼ cucchiaino di pepe nero

¼ di cucchiaino di sale marino

1 cucchiaino di rosmarino secco tritato

1 grande peperone rosso, pulito di semini

Preparazione:

Lavare i filetti di tonno sotto acqua fredda e asciugare con la carta da cucina. Tagliare in piccole parti e mettere da parte.

Fate scaldare l'olio in una padella larga e aggiungete le cipolle. Cospargere con il peperoncino di cayenna e cuocere per circa 3-4 minuti, o fino a al punto che le cipolle diventino traslucide. Aggiungere le braciole di tonno e cuocere per 4 minuti, mescolando ogni tanto. Togliere dal fuoco e mettere da parte a raffreddare per un po'.

Ora, unire il tonno e composto di cipolla insieme ad altri ingredienti in un frullatore. Frullare per 2 minuti, o finché siano ben amalgamati.

Servire il paté di tonno con alcune strisce di peperone fresco.

Informazioni nutrizionali per porzione: Kcal: 263, Proteine: 24.7g, Carboidrati: 5g, Grassi: 15.9g

32. Pollo con Cavolo

Ingredienti:

450g di filetti di pollo, tagliato a bocconcini

1 tazza di cavolo, tritato

3 cucchiai di olio d'oliva

1 cucchiaino di timo secco, macinato

1 cucchiaino di sale

¼ cucchiaino di pepe nero, macinato al momento

Preparazione:

Lavare la carne sotto acqua fredda e asciugatele con la carta da cucina. Tagliare a bocconcini di dimensioni piccole e mettere da parte.

Lavare il cavolo bene e tagliare in piccoli pezzi. Mettere in una pentola d'acqua bollente e cuocere per 5 minuti. Togliere dal fuoco e scolare bene. Mettere da parte.

Ora, scaldare l'olio in una padella ad una temperatura medio-alta. Aggiungere il pollo e cospargere con il timo, sale e pepe a piacere. Cuocere per 10 minuti, mescolando ogni tanto.

Ridurre il fuoco al minimo e far cuocere per altri 5 minuti. Togliere dal fuoco e servire caldo.

Informazioni nutrizionali per porzione: Kcal: 413, Proteine: 44.1g, Carboidrati: 1,2 g, Grassi: 25.3g

33. Porridge di Quinoa alle Mandorle

Ingredienti:

1 tazza di quinoa

1 tazza d'acqua

1 cucchiaio di miele

1 tazza di latte di mandorle

2 cucchiai di mandorle, tritate finemente

Preparazione:

In una pentola dal fondo pesante, mettere la quinoa mescolare con l'acqua. Portare ad ebollizione e poi abbassare la fiamma. Coprire con un coperchio e cuocere per 15 minuti. Togliere dal fuoco e scollare. Sgranare un pochettino con una forchetta e mettere da parte.

Ora, unire la quinoa con il latte e miele in una pentola pulita. Cuocere fino a quando la quinoa sia riscaldata per bene e togliere dal fuoco. Cospargere con le mandorle e mettere da parte a raffreddare per un po'.

Gustate con piacere!

Informazioni nutrizionali per porzione: Kcal: 437, Proteine: 10,7 g, carboidrati: 47.4g, Grassi: 24.5g

34.   Polpettine al Burro di Arachidi

Ingredienti:

1 ½ tazza di fiocchi d'avena

3 tazze di latte

½ tazza di burro di arachidi

1 cucchiaio di estratto di vaniglia

4 cucchiai di mandorle macinate

3 cucchiai di miele

1 cucchiaio di semi di chia, macinati

Preparazione:

Mettere i fiocchi d'avena in una ciotola. Aggiungere gli altri ingredienti secchi e mescolate bene.

A questo punto aggiungere il burro di arachidi e miele. Mescolare per amalgamare e versare delicatamente il latte e l'estratto di vaniglia. Formare le palline con le mani e sistematele nel frigorifero per circa 30 minuti.

Informazioni nutrizionali per porzione: Kcal: 425, Proteine: 31g, carboidrati: 48g, Grassi: 10.5g

35.   Zuppa di Cavolfiore e Pollo

Ingredienti:

285g di filetti di pollo, tagliato a bocconcini

60g di cavolfiore, tritato

1 cucchiaino di menta fresca, tritata finemente

¼ cucchiaino di coriandolo secco, schiacciato

1 cucchiaio di olio d'oliva

½ cucchiaino di sale

¼ cucchiaino di pepe nero

Preparazione:

Mettere il cavolfiore e coriandolo in una pentola profonda. Aggiungere acqua sufficiente a coprire gli ingredienti e portare ad ebollizione. Far cuocere per circa 10-15 minuti. Togliere dal fuoco e frullare la zuppa con un frullatore a immersione. Mettere da parte.

Ora, scaldare l'olio in una padella ad una temperatura medio-alta. Aggiungere i filetti di carne e cospargere con un po' di sale e pepe. Fate cuocere per 5-8 minuti, o fino alla doratura della carne. Togliere dal fuoco e aggiungere alla zuppa.

Riscaldate la zuppa e guarnire con la menta fresca prima di servire.

Informazioni nutrizionali per porzione: Kcal: 338, Proteine: 41.6g, Carboidrati: 1,8 g, Grassi: 17.6g

36.   Sgombro alla Mediterranea

Ingredienti:

900g di sgombro fresco

2 cucchiai di olio extravergine d'oliva

1 grande limone, tagliato a fette

1 cucchiaio di menta secca

3 spicchi aglio, schiacciati

¼ di cucchiaino di peperoncino

1 cucchiaino di sale marino

1 cucchiaio di rosmarino fresco tritato finemente

Preparazione:

Tagliare il pesce in lungo e togliere le interiora. Lavare accuratamente sotto l'acqua corrente fredda e asciugate con la carta da cucina. Mettere da parte.

Unire l'olio d'oliva con la menta secca, spicchi d'aglio schiacciati, e peperoncino. Spennellare il pesce con questa miscela e roba con fette di limone e rosmarino.

Preriscaldare il grill elettrico ad una temperatura medio-alta. Grigliare per circa 5-7 minuto a lato.

Servite il pesce con le patate bollite o spinaci al vapore.

Informazioni nutrizionali per porzione: Kcal: 533, Proteine: 43.6g, Carboidrati: 2,3 g, Grassi: 38.1g

37.   Tortino di Formaggio e Funghi

Ingredienti:

1 tazza di champignons, tagliuzzati

1 patata dolce di medie dimensioni, sbucciata e tagliata a cubetti

1 tazza di spinaci freschi, tritati

½ tazza di riso integrale

1 tazza di formaggio Cheddar, sbriciolato

3 grandi bianchi d'uovo

½ tazza di semi di chia

2 tazze di pangrattato

1 cucchiaino di dragoncello

1 cucchiaino di prezzemolo fresco tritato finemente

1 spicchio d'aglio, schiacciato

Preparazione:

Versare 2 tazze d'acqua in un pentolino. Portare ad ebollizione e poi aggiungere il riso. Cuocere per circa 10 minuti, o fino a quando il riso diventi leggermente appiccicoso.

Nel frattempo, unire i semi di chia con 1 tazza d' acqua in una pentola a parte. Portare ad ebollizione e poi cuocere 3 minuti, fino a quando diventano più morbide. Togliere dal fuoco e mettere da parte.

Lavare e tritare finemente i funghi. Sciacquare accuratamente gli spinaci e tritarle le foglie.

Ora, unire il riso, i semi di Chia, i funghi, gli spinaci ed altri ingredienti. Mescolare bene, finchè non si forma un bell'impasto. Mettete nel frigo per 30 minuti.

Tirare fuori dal frigo e formare delle polpette. Assicurarsi che le superfici di cottura sono pulite e ungerle un po' prima di mettere i tortini per evitare che si attacchino.

Ungere una padella larga con lo spray da cucina o un poco d'olio. Friggere ciascun pezzo per circa 5 minuti a parte, o fino al grado di cottura desiderato. Togliere dal fuoco e servire con la panna acida o l'insalata di verdure fresche.

Informazioni nutrizionali per porzione: Kcal: 449, Proteine: 24.g, Carboidrati: 76.8g, Grassi: 14.7g

38. Crespelle con la Crema alle Mandorle e Mirtilli Rossi

Ingredienti:

1 tazza di mirtilli rossi, freschi

1 tazza di crema di mandorle

1 tazza di latte di mandorle

12 cucchiai d'acqua

4 cucchiai di farina di grano saraceno

¼ di cucchiaino di sale

1 cucchiaio di olio di cocco

4 cucchiai di semi di lino

Preparazione:

In una piccola ciotola, unire 4 cucchiai di semi di lino con 12 cucchiai di acqua. Mettere da parte.

Unire i restanti ingredienti in una ciotola e aggiungere alla miscela i semi di lino. Con un mixer elettrico frullare bene.

Scaldare un poco d'olio in una padella di media grandezza, sopra una temperatura medio-alta. Versare una parte della miscela nella padella e friggere le crespelle per circa 2-3 minuti, su ciascun lato. Questa pastella per le crespelle dovrebbe bastare per circa 8 crespelle.

Cospargere ogni crespella con la crema di mandorle e mirtilli rossi, freschi.

Servite subito.

Informazioni nutrizionali per porzione: Kcal: 373, Proteine: 5,7 g, carboidrati: 18.3g, Grassi: 32.3g

39. Insalata di Fagiolini Verdi e Fagioli Neri

Ingredienti:

1 tazza di fagioli neri, lasciati a mollo durante la notte

1 tazza di fagiolini verdi, tritati

½ tazza di sedano fresco, tritato

½ tazza di mozzarella, sbriciolata

2 cucchiai di prezzemolo fresco tritato finemente

1 cucchiaino di peperoncino di Cayenna, macinato

¼ cucchiaino di origano secco, macinato

1 cucchiaino di sale

2 cucchiai di succo di limone, appena spremuto

3 cucchiai di olio d'oliva

Preparazione:

Mettere a bagno i fagioli neri durante la notte. Risciacquare sotto acqua corrente fredda e metterli in una pentola profonda. Aggiungere circa 2 tazze d'acqua e portare ad ebollizione. Ridurre il fuoco al minimo e coprite con un coperchio. Cuocere per 30 minuti, o finché diventino teneri. Togliere dal fuoco e scolare bene. Mettere da parte.

Lavate i fagiolini sotto acqua corrente fredda e scolare bene. Tagliare a pezzi piccoli e mettere da parte.

Lavare il sedano e tagliarlo a pezzi di grandezza dei bocconcini. Accantonare.

In una piccola ciotola, unire 2 cucchiai di olio d'oliva, il succo di limone, prezzemolo, sale, origano e peperoncino di Cayenna. Mescolare bene e mettere da parte per 10 minuti per consentire ai sapori di fondersi.

Scaldare l'olio rimanente in una padella sul fuoco medio-alto. Aggiungere i fagioli verdi e cuocere per 10 minuti, mescolando di tanto in tanto.

In una grande ciotola, unire i fagioli neri, i fagiolini, il formaggio e sedano. Mescolare per amalgamare e condire con la salsa fatta in precedenza. Mescolare bene per ricoprire tutti gli ingredienti e conservare nel frigorifero per circa 15 minuti prima di servire.

Informazioni nutrizionali per porzione: Kcal: 374, Proteine: 16.3g, Carboidrati: 44.4g, Grassi: 16g

40.   Filetti di Tacchino al Rosmarino

Ingredienti:

450g di filetti di tacchino

3 cucchiai di succo di limone, appena spremuto

1 cucchiaio di olio extravergine di oliva

1 cucchiaio di burro

2 spicchi d'aglio, schiacciati

1 cucchiaio di rosmarino fresco tritato finemente

1 cucchiaino di sale

¼ cucchiaino di pepe nero, macinato al momento

Preparazione:

Lavare i filetti sotto l'acqua corrente fredda e asciugare con la carta da cucina. Tagliare a pezzi di grandezza dei bocconcini e mettere da parte. In una ciotola di medie dimensioni mischiare il succo di limone con l'olio d'oliva, il rosmarino, sale e pepe. Amalgamare bene e mettere da parte per dopo.

Sciogliere il burro in una pentolina per fare le salse, sopra un fuoco medio-alto. Aggiungere i filetti di tacchino e friggere per 5 minuti a lato o finché non diventino leggermente dorati. Cospargere sopra con la salsa che avete preparato prima e cuocete per un altro minuto ancora.

Togliere dal fuoco e servire subito

Informazioni nutrizionali per porzione: Kcal: 342, Proteine: 44.6g, Carboidrati: 1.8g, Grassi: 16.4g

41.   Gamberi in Salsa al Limone

Ingredienti:

450g di gamberetti freschi, sgusciati e puliti

½ tazza di limone, spremuto fresco

1 cucchiaino di sale

2 cucchiai di olio extravergine d'oliva

¼ cucchiaino di pepe nero macinato

¼ di cucchiaino di peperoncino

1 cucchiaio di prezzemolo fresco tritato finemente

1 cucchiaio di rosmarino fresco tritato finemente

Preparazione:

In una piccola ciotola, unire il succo di limone, sale, pepe, peperoncino, prezzemolo e rosmarino. Mescolare bene ed incorporare tutto mettendo la salsa da parte per dopo.

Scaldare l'olio in una padella sul fuoco medio-alto. Far cuocere per circa 5-7 minuti, o quasi alla cottura completa. Cospargere sopra con la marinata e cuocere per 1 minuto di più.

Togliere dal fuoco e servire subito.

Informazioni nutrizionali per porzione: Kcal: 275, Proteine: 35g, Carboidrati: 6,6 g, Grassi: 12.2g

42.   Funghi Portobello

Ingredienti:

6 funghi Portobello

170g di salmone affumicato, tritato

6 grandi uova sbattute

1 tazza di formaggio Cheddar

1 cucchiaino di rosmarino fresco tritato finemente

3 cucchiai di olio d'oliva

½ cucchiaino di sale marino

¼ cucchiaino di pepe nero macinato

Preparazione:

Lavare i funghi e rimuovere il capello. Raschiare la carne e fare la forma di ciotolina. Mettere da parte per dopo.

In una ciotola media, unire il formaggio, le uova, il salmone, rosmarino, sale e pepe.

Scaldare 1 cucchiaio d'olio in una grande padella ad una temperatura medio-alta. Utilizzare l'olio rimanente per spazzolare i funghi.

Cuocere i funghi per circa 3-4 minuti, abbassare la fiamma al minimo e cuocere per altri 5 minuti. Togliere dal fuoco e servire subito.

Informazioni nutrizionali per porzione: Kcal: 308, Proteine: 22.1g, Carboidrati: 3.8g, Grassi: 23.6g

43. Cotolette con i Peperoni

Ingredienti:

450g di cotolette di agnello

1 peperone verde di medie dimensioni, tritato

1 peperone giallo di medie dimensioni, tritato

1 pomodoro medie dimensioni, tritato

1 piccola cipolla, tritata

1 tazza di olio d'oliva

1 cucchiaino di sale

¼ cucchiaino di pepe nero macinato

4 cucchiai di succo di limone, spremuto fresco

2 cucchiai di aceto balsamico

Preparazione:

Lavare la carne sotto l'acqua corrente fredda e asciugateli con la carta da cucina. Mettere da parte.

In una grande ciotola, unire l'olio d'oliva, l'aceto, sale, pepe e succo di limone. Mescolare bene e immergere la carne in questa marinata. Mettere nel frigo per 20 minuti.

Ora, utilizzare circa 2 cucchiai della marinata e riscaldarla in una padella larga ad una temperatura medio-alta. Aggiungere le cotolette e cuocere per circa 12-15 minuti, o fino al grado di cottura desiderato. È possibile aggiungere un po' di marinata durante la cottura per far più succosa la carne e cuocere tutto in un modo uniforme. Togliere dal fuoco e versare in un piatto da portata. Aggiungere le verdure lavate e preparate, servite subito.

Informazioni nutrizionali per porzione: Kcal: 453, Proteine: 22.1g, Carboidrati: 5,1 g, Grassi: 39.4g

44. Cosce di Pollo al Forno con Anacardi

Ingredienti:

450g di cosce di pollo, senza pelle e disossate

3 cucchiai di anacardi, tritati finemente

1 cipolla rossa di medie dimensioni, affettata

1 grande patata dolce, sbucciata e tagliato a cubetti

1 piccolo peperone rosso, affettato

1 cucchiaio di prezzemolo fresco tritato finemente

2 spicchi aglio, schiacciati

2 cucchiai di olio d'oliva

1 cucchiaino di sale

¼ cucchiaino di pepe nero macinato

Preparazione:

Preriscaldare il forno a 160 ° C.

Lavare le cosce di pollo sotto l'acqua corrente fredda e asciugare con la carta da cucina. Mettere da parte.

In una piccola ciotola, unire gli anacardi, l'olio, il prezzemolo, l'aglio, sale e pepe. Mescolare fino a ben incorporato e mettere da parte.

Ora, unire le cosce di pollo, la cipolla, patate e peperone in una grande teglia da forno. Condire con la salsa precedentemente preparata e mettere a cuocere nel forno.

La cottura dura circa 30-35 minuti, o finché non vedete che è pronto. Togliere dal forno e lasciate raffreddare per un po'.

Informazioni nutrizionali per porzione: Kcal: 221, Proteine: 35.1g, Carboidrati: 18g, Grassi: 18.6g

45. Cremose Uova con i Pomodori Ciliegini

Ingredienti:

5 grandi uova sbattute

1 piccola cipolla, tritata finemente

½ tazza di pomodorini tagliati a dadini

2 cucchiai di latte scremato

1 cucchiaio di formaggio spalmabile

½ cucchiaino di origano secco, macinato

1 cucchiaio di olio d'oliva

½ cucchiaino di sale

Preparazione:

In una grande ciotola, sbattere le uova, il latte e formaggio con un mixer o a mano per 2 minuti, o finché non sono ben amalgamati tutti gli ingredienti.

Scaldare l'olio in una grande casseruola antiaderente a temperatura medio-alta. Aggiungere le cipolle e soffriggere per 2 minuti, poi aggiungere i pomodori tagliati a cubetti. Fate cuocere per altri 2 minuti e versate anche le uova.

Cospargere con origano e cuocere fino a quando le uova sono ben cotte.

Togliere dal fuoco e servire subito.

Informazioni nutrizionali per porzione: Kcal: 285, Proteine: 17.4g, Carboidrati: 7.1g, Grassi: 21.3g

46.   Filetti di Tonno Marinato sulla Griglia

Ingredienti:

450g di filetti di tonno, senza pelle e tolte le lische

4 cucchiai di succo di limone, spremuto fresco

1 tazza di olio d'oliva

2 cucchiai di rosmarino fresco tritato finemente

1 cucchiaio di prezzemolo fresco tritato finemente

3 spicchi aglio, schiacciati

1 cucchiaino di sale marino

¼ di cucchiaino di pepe nero, macinato al momento

Preparazione:

Lavare i filetti di tonno sotto acqua fredda e asciugare con la carta da cucina. Mettere da parte.

In una grande ciotola unire il succo di limone, il rosmarino, prezzemolo, aglio, sale e pepe. Mescolare bene e immergere i filetti in questa marinata. Mettete nel frigo per 20 minuti prima della cottura.

Preriscaldare la griglia ad una temperatura medio-alta. Grigliare i filetti per circa 5-6 minuti a lato.

Togliere dalla griglia e servire subito.

Informazioni nutrizionali per porzione: Kcal: 416, Proteine: 45.7g, Carboidrati: 3g, Grassi: 24g

47. Insalata di Rucola e Noci Pecan Arrostiti

Ingredienti:

450g di rucola fresca tagliuzzata

1 grande mela, denocciolata e tagliata a spicchi

2 cucchiai di succo di limone, appena spremuto

1 piccola cipolla, affettata

2 cucchiai di olio extravergine d'oliva

60g di noci pecan, tritate grossolanamente

1 cucchiaio di miele liquido

1 cucchiaino di sale marino

¼ cucchiaino di pepe nero, macinato al momento

Preparazione:

Preriscaldare il forno a 150 ° C.

Mettere un piccolo pezzo di carta da forno sulla teglia da forno e posizionare le noci. Mettere nel forno e cuocere per 10 minuti, o fino alla doratura. Togliere dal forno e lasciar raffreddare per un po'.

In una piccola ciotola, unire il succo di limone, l'olio, il miele, sale e pepe. Mescolare per incorporare tutto per bene e mettere da parte per permettere ai sapori si fondono uno con l'altro.

Lavare la rucola accuratamente sotto l'acqua corrente fredda. Scolare e tritare grossolanamente la rucola e metterla in una grande insalatiera. Mettere da parte per dopo.

Lavate la mela e tagliate a metà. Pulirla e tagliarla a spicchi. Aggiungere la mela alla ciotola con la rucola e mettere da parte.

Sbucciate la cipolla e tagliarla a fettine sottili. Aggiungere alla ciotola con gli altri ingredienti.

Ora, cospargere l'insalata con il condimento e mescolare bene per ricoprire tutti gli ingredienti. Spolverare con le noci pecan tostate e servire subito.

Informazioni nutrizionali per porzione: Kcal: 241, Proteine: 4.9g, Carboidrati: 20.1g, Grassi: 18g

48. Stufato di Tacchino al Curry

Ingredienti:

450g di filetti di tacchino, tagliato a bocconcini

1 cucchiaio di curry, in polvere

½ tazza di scalogno tritato

2 spicchi d'aglio, tritati

2 carote di media grandezza, tagliate a fette

3 tazze di brodo di pollo

1 cucchiaino di sale

½ cucchiaino di pepe nero, macinato al momento

1 cucchiaio di succo di lime

2 cucchiai di olio d'oliva

Preparazione:

Lavare la carne sotto acqua corrente fredda e asciugatela con la carta da cucina. Tagliare a pezzi piccoli, tipo bocconcini e mettete da parte.

Scaldare l'olio in una grande casseruola antiaderente a temperatura medio-alta. Aggiungere l'aglio, lo scalogno, le carote e zenzero e cuocere per 3 minuti, mescolando ogni tanto. Ora, aggiungere il tacchino e cuocere per circa 3-4 minuti, o fino a quando un diventa di un colore marrone-dorato.

Versare il brodo sopra e cospargere di sale e pepe. Portare ad ebollizione e poi abbassare il fuoco al minimo. Cuocere per 15 minuti e togliere dal fuoco.

Cospargere con il succo di lime prima di servire.

Informazioni nutrizionali per porzione: Kcal: 205, Proteine: 25.1g, Carboidrati: 4.2g, Grassi: 9.3g

49. Trota Grigliata in Salsa Agro-Dolce

Ingredienti:

450g di filetti di trota

1 piccola cipolla, tritata finemente

2 cucchiai di succo di limone, appena spremuto

½ bicchiere di olio

1 cucchiaio di sciroppo di agave

2 cucchiai di succo d'arancia, appena spremuto

1 cucchiaino di rosmarino essiccato, macinato

1 cucchiaino di sale

½ cucchiaino di pepe nero, macinato al momento

Preparazione:

Lavare i filetti di pesce sotto acqua corrente fredda e asciugare con la carta da cucina. Mettere da parte.

In una grande ciotola, unire le cipolle, il succo di limone, il succo di arancia, l'olio, sciroppo di agave, rosmarino, sale e pepe. Mescolare finché non si amalgamano bene tutti gli ingredienti e immergere i filetti di pesce in questa marinata. Mettete nel frigorifero per circa 30 minuti per permettere ai sapori di insaporire i filetti di pesce.

Scaldare olio in una padella sul fuoco medio-alto. Aggiungere i filetti di pesce marinati e grigliare per circa 4-5 minuti a lato.

Trasferire in un piatto da portata e cospargere con la marinata.

Informazioni nutrizionali per porzione: Kcal: 407, Proteine: 40.7g, Carboidrati: 9.6g, Grassi: 22.3g

50. Smoothie di Carciofi e Barbabietola

Ingredienti:

1 carciofo medie dimensioni, tritato

1 tazza di barbabietole, pulite e tagliate a pezzi

1 tazza di yogurt greco

½ cucchiaino di curcuma, macinato

1 grande cetriolo

Preparazione:

Tagliare il carciofo a pezzi non più grandi dei bocconcini. Riempire il misurino e lasciare a riposo nel frigorifero. Il resto mettere da parte.

Lavare le barbabietole e tagliare le parti verdi. Tagliare a pezzi dimensioni di un bocconcino e mettere da parte.

Lavare il cetriolo e tagliare a fette spesse. Mettere da parte.

Unire i carciofi, le barbabietole, lo yogurt, la curcuma, e cetriolo in un robot da cucina. Frullare fino ad ottenere la crema liscia e trasferire nei bicchieri.

Mettete nel frigorifero per 20 minuti prima di servire.

Informazioni nutrizionali per porzione: Kcal: 93, Proteine: 8,6 g, carboidrati: 13g, Grassi: 1,5 g

51.   Farina d'avena alle Mela e Latte di Cocco

Ingredienti:

1 tazza di fiocchi d'avena

1 piccola mela Honey Crisp, togliere il torsolo e grattugiare

2 cucchiai di miele

1 tazza di latte di cocco

1 cucchiaio di menta fresca, tritata finemente

Preparazione:

Mescolare l'avena e latte di cocco in una pentola dal fondo pesante e riscaldare sul fuoco basso. Cuocere per circa 2 minuti, o fino a quando non si riscalda tutto. Non far bollire.

Togliere dal fuoco e mantecare con la mela grattugiata e miele. Cospargere con la menta fresca e mettere da parte a raffreddare completamente prima di servire.

Gustate con piacere!

Informazioni nutrizionali per porzione: Kcal: 554, Proteine: 8,6 g, carboidrati: 67.3g, Grassi: 31.5g

52. Polpette al Rosmarino

Ingredienti:

450g di carne magra di manzo, macinata

1 piccola cipolla, tritata

1 cucchiaio di rosmarino fresco tritato finemente

1 uovo grande

2 cucchiai di farina 00

1 cucchiaio di olio d'oliva

½ cucchiaino di sale

¼ cucchiaino di pepe nero macinato

¼ di cucchiaino di peperoncino

Preparazione:

In una grande ciotola, unire tutti gli ingredienti e mescolare con le mani fino a quando non sono tutti ben impastati.

Formare le polpette delle dimensioni desiderate e mettere da parte.

Scaldare l'olio in una padella a temperatura medio-alta. Aggiungere le polpette e cuocere per circa 10 minuti, girando di tanto in tanto. Togliere dal fuoco quando sono leggermente abbrustolite.

Servite con la panna acida, lo yogurt, o con dell'insalata fresca.

Gustate con piacere il vostro piatto!

Informazioni nutrizionali per porzione: Kcal: 378, Proteine: 48.9g, Carboidrati: 7,2 g, Grassi: 16g

53.   Pollo Marinato con la Senape

Ingredienti:

900g di petti di pollo, senza pelle e senza osso

1 tazza di olio d'oliva

2 cucchiai di aceto di mele

2 spicchi aglio, schiacciati

2 cucchiai di senape di Digione

2 cucchiaio di prezzemolo fresco tritato finemente

1 cucchiaino di sale

¼ cucchiaino di pepe nero, macinato al momento

Preparazione:

Lavare la carne sotto acqua corrente fredda e asciugatela con la carta da cucina. Strofinare delicatamente con un po' di sale e pepe e poggiare sul tagliere. Tagliare a pezzi di piccole dimensioni, come bocconcini e mettere da parte.

In una grande ciotola, unire l'olio d'oliva, l'aceto, l'aglio, senape, e prezzemolo. Mescolare finché non si amalgamano bene tutti gli ingredienti. Lasciare a marinare la carne per almeno 2 ore.

Versate un cucchiaio di marinata in una grande casseruola. Scaldare sul fuoco medio-alto. Aggiungere la carne e cuocere per 8-10 minuti, o finché non diventino dorati e croccanti. Aggiungere la marinata durante la cottura per tenere la carne più succosa.

Togliere dal fuoco e servire caldo.

Informazioni nutrizionali per porzione: Kcal: 449, Proteine: 52.9g, Carboidrati: 1g, Grassi: 24.9g

ALTRI LIBRI DI QUESTO AUTORE

70 Ricette Efficaci nel Prevenire e Risolvere Il Sovrappeso: Bruciare il Grasso Velocemente Utilizzando la Dieta Corretta e La Nutrizione Intelligente

Di

Joe Correa CSN

48 Soluzioni Per Le Acne a Tavola: Il percorso veloce e naturale per ridurre vostri problemi di acne in meno di 10 giorni!

Di

Joe Correa CSN

41 Ricette per Prevenire L'Alzheimer: Ridurre o Eliminare l'Alzheimer in 30 Giorni o Meno!

Di

Joe Correa CSN

70 Ricette Efficaci per il Tumore al Seno: Prevenire e Combattere il Cancro al Seno con la Nutrizione Intelligente e gli Alimenti Super-Potenti

Di

Joe Correa CSN